AF348227

MME H. DUCRET-BAUMANN

L'éducation
et l'hygiène du Chien

Lorsqu'un chien arrive à la maison, il est tout de
suite le bienvenu. Monsieur, madame, les enfants, quelquefois (pas toujours) la bonne,
chacun le choie, le gâte, qui avec du sucre, qui
avec des gâteaux. On le bourre, on le gave, on le
dorlotte, on le caresse, mais personne ne pense que
la pauvre bestiole est sujette à des besoins aussi impé-
rieux que naturels... et la catastrophe se produit. Alors
chacun de s'écrier en constatant le délit : « Oh! la
sale bête! » Non, la bête n'est pas sale, mais voilà,
elle ignore que tapis et parquet n'ont rien de commun
avec le pavé de la rue ou l'herbe de la pelouse. C'est
le maître qui doit apprendre à son toutou à connaître
cette différence.

Pour cela il faudra sortir le jeune élève à éduquer,
d'autant plus fréquemment qu'il sera plus jeune; il
sera même prudent, si c'est un chiot, c'est-à-dire un
chien de moins de six mois, de lui réserver, s'il doit
passer ses journées à l'appartement, un petit emplace-
ment recouvert de linoléum, à moins que la domestique lui donne droit de cité à la cuisine.

Un chien adulte peut se contenter de sortir quatre
fois par jour, environ de cinq en cinq heures. De toute
manière, l'habitude de sortir un chien à heures fixes
donne le meilleur résultat. Il se peut qu'aux premières
sorties le chien croit bien faire en réservant pour l'ap-

partement ce qu'il aurait dû semer en route ; il faudra alors le corriger en le frappant du fouet ou de la main sur la croupe ou sur le flanc, jamais sur la tête. Mais frapper, pour le rendre propre, un chien qu'on *négligerait* de sortir, serait dénué de sens commun et il ne faudrait rien attendre de bon comme résultat d'un pareil traitement. En principe, on ne doit corriger un chien que sur le fait, le rapport direct de la faute à la correction s'établit dans l'esprit de la bête qui finit par comprendre ce que l'on exige d'elle, et ne récidive pas.

On habituera le chien à l'obéissance dès son jeune âge, cela le disposera aux dressages plus savants que l'on pourra exiger de lui plus tard : chasse, police, garde, etc. On emploiera toujours les mêmes mots pour exiger la même chose : *prends! lâche! assis! ici! viens!...* Les châtiments corporels ne seront infligés que dans les cas graves ; un chien trop battu devient craintif et ne s'avance plus vers son maître que l'air penaud et méfiant, il est rare que l'on en obtienne beaucoup de satisfaction. S'il est utile de réprimander un chien fautif, il ne faut pas oublier de le récompenser lorsqu'il a bien fait, en lui prodiguant caresses et friandises.

Dans les villes on est fréquemment obligé de tenir les chiens en laisse, et cela pour de multiples raisons, dont la crainte des autos n'est pas la moindre. Combien de fois ai-je vu des gens, des domestiques surtout, chargés de mener à la promenade des chiens attachés, s'en tirer d'une façon ridicule pour eux et pénible pour le chien qui ne comprend rien à cette entrave. Il est évident que la première sortie à effectuer de cette manière est pénible pour les deux extrémités de la laisse. La plupart du temps, le conduisant tire

sur la ficelle, et le conduit tire au renard. En déses-
poir de cause, le bipède tape sur le quadrupède et,
finalement, les deux s'enfuient, l'un portant l'autre
dans ses bras.

Voici comme il faut s'y prendre pour sortir pour la
première fois un jeune chien tenu en laisse : l'habi-
tuer d'abord à porter un collier (si ce point a été omis
lui attacher le collier quelques heures avant de lui
mettre la laisse), ensuite le porter à la rue, l'y déposer
et faire en sorte qu'il ne sente pas l'entrave ; il marchera en vous suivant ; s'il s'arrête, arrêtez-vous ; il
repartira de lui-même ; pressez le pas, il essaiera de
vous rattraper ; mais surveillez ses mouvements pour
éviter le choc du collier. Lorsque le chien se rendra
compte que cette chaîne ne lui est pas une cause de
douleur, il ne s'en préoccupera plus et, à la deuxième
ou troisième sortie, il marchera correctement.

A propos de collier, je ne saurais trop recommander
aux personnes qui achètent un « beau collier » à leur
toutou de ne pas oublier d'en vérifier souvent la
grandeur et de céder un point aussi souvent que le né-
cessitera la croissance du chien. Un collier trop juste
est un instrument de torture, il abîme le poil et peut
occasionner des plaies, après avoir donné asile à la
vermine.

LES MALADIES DU CHIEN

Comme tout ce qui vit, respire et meurt, notre ami
le chien est sujet à la maladie. Tout jeune les vers le
tourmentent, empêchent sa croissance. On reconnaît
la présence des vers lorsque le chiot semble triste,
qu'il a l'appétit irrégulier, le nez chaud, le poil terne,
qu'il vomit de l'écume blanche dans laquelle on re-

marque des vers ronds roulés sur eux-mêmes (ascarides). Pour l'en débarrasser donnez-lui d'abord un vomitif (un gramme d'ipéca pour un chiot de race de moyenne taille), puis, de deux en deux jours, un biscuit à la santonine. Cette dose est suffisante pour les tout petits chiens et pour les gros chiens jusqu'à l'âge de quatre mois environ.

Lorsqu'au lieu de vers ronds le chien rend, dans ses excréments, des parcelles de ver plat, cela indique la présence du tœnia. L'en délivrer au plus vite à l'aide de pilules à la noix d'arec fraîche. (Ces pilules sont vendues dans les maisons s'occupant spécialement d'articles pour chiens.)

Ces indispositions, dont on triomphe par les vermifuges, provoquent, si elles sont négligées, l'affaiblissement de l'animal par les diarrhées et les vomissements. Elles peuvent même entraîner la mort.

Mais le mal le plus terrible et le plus destructeur des jeunes chiens est la « *maladie* » tout court qui peut se comparer à la rougeole des enfants. Cette maladie, » dont tous les gens compétents en question canine se sont occupés, depuis les plus savants vétérinaires jusqu'aux plus humbles dresseurs ou éleveurs, est encore, malgré toutes les recherches des uns et toute l'expérience des autres, un immense point d'interrogation.

La « maladie, » d'origine microbienne, est contagieuse. Le chien est d'abord pris de diarrhée, puis il tousse, il jette par les yeux et le nez un liquide, clair au début, qui épaissit graduellement et finirait par former un masque sur le nez du chien si l'on n'avait soin de le débarrasser fréquemment de ces mucosités en le lavant avec de l'eau boriquée tiède. Le regard est terne, triste et suppliant, la truffe est sèche, la respiration haletante.

Partant de ce principe qu'il vaut mieux prévenir que guérir, le mieux est, lorsqu'on élève de jeunes chiens, de les suralimenter dès leur jeune âge et de les tenir dans les meilleures conditions d'hygiène, de propreté et de surveiller les vers. Mais, dès que les symptômes de la maladie se produisent, il ne faut pas hésiter à appeler un vétérinaire.

En attendant, les premiers soins à donner consistent à tenir l'animal chaudement et proprement. Lui laver le nez, les yeux, avec de l'eau ayant bouilli, le débarrasser des vers s'il en a, et lui appliquer, s'il tousse et est oppressé, des sinapismes sur les côtes et de chaque côté de la poitrine. L'huile sinapisée en friction est pour cet usage préférable à tous les cataplasmes sinapisés qui sont difficiles à maintenir.

Dans le cas où l'on serait loin de tout vétérinaire, il faudrait faire absorber au malade, deux fois par jour, une pincée de salol ou de benzonaphtol pour désinfecter l'intestin. Ne pas user de purgatifs, donner une nourriture fortifiante et éviter tout ce qui pourrait être affaiblissant.

Si le chien n'a pas d'appétit, l'alimenter par force sous une forme plus liquide (tapiocas au lait avec jaunes d'œufs, poudres de viande délayées avec œufs battus). Si le chien est très déprimé lui faire du café fort et bien sucré et même des grogs.

Une grande difficulté, pour les personnes non habituées à soigner les animaux, est de faire absorber au chien un médicament. Renseignons-les à ce sujet.

Une poudre sera mêlée à une boulette de viande ou de beurre que l'on placera sur la partie large de la langue en ayant soin de tenir le museau du chien en l'air et de faire le simulacre de lui cracher sur le nez ; le chien fera instinctivement un mouvement de déglutition.

Pour les liquides le moyen généralement préconisé par les vétérinaires est de passer deux doigts dans la commissure des lèvres, de les ouvrir en forme d'entonnoir et d'y faire couler le liquide, toujours en maintenant un peu haut le nez du chien. Ce moyen réussit généralement bien ; mais, personnellement, je préfère le suivant : ouvrir la gueule du chien de la main gauche, en prenant à pleine main le nez et la mâchoire supérieure, laisser libre complètement la mâchoire inférieure pour qu'il puisse opérer le mouvement de déglutition ; de la main droite, lui introduire, un peu loin dans la gueule, la cuillère pleine de liquide en l'appuyant légèrement sur la langue.

Une autre maladie, plus commune, est la maladie de peau. Deux causes opposées concourent au même résultat : la misère et l'abondance. Dans le premier cas le chien mal soigné, mal nourri, rempli de vermine, rongé de dartres et d'excoriations, sera traité par quelques bains de propreté suivis de bains de barège. Une nourriture suffisante ramènera l'équilibre dans l'état général.

Le deuxième cas concerne les chiens en appartement, généralement trop nourris. Ces gentils camarades, qui sortent peu et dorment une partie de la journée sur un fauteuil ou devant la salamandre, mangent de trop copieuses pâtées sans compter les petites bouchées et les friandises que chacun leur offre autour de la table. Le chien devient obèse, s'empâte, perd la grâce de ses formes et l'eczéma apparaît.

Ici encore la méthode préventive est de beaucoup la meilleure. Il faut rationner l'animal et supprimer presque totalement les pâtées si l'on ne peut s'empêcher de le nourrir à table.

La valeur d'une soucoupe pleine donnée en deux fois, à midi et le soir, convient aux tout petits chiens ; une bonne assiettée, toujours en deux fois, pour les fox ou autres chiens de même taille, un peu plus pour les plus gros chiens, voilà qui est suffisant pour les bêtes élevées en appartement.

Au chenil, en liberté, à la chasse, les chiens devront être plus nourris selon leur taille, leur âge, et surtout le travail auquel ils sont destinés.

Donc pour ceux qui ont outrepassé ce régime et chez qui l'excès de graisse suinte à travers la peau sous forme de boutons, de dartres sèches ou humides, le régime réduisant la nourriture à la portion congrue, la marche, l'hygiène, quelques laxatifs sont indispensables.

L'eczéma le plus difficile à combattre est celui qui provient d'un vice du sang. Il est souvent héréditaire et chronique et demande des soins réguliers. On le combat d'une manière efficace par des injections de « sérum Hayem. » J'en ai personnellement fait l'expérience sur un chien colley qui, depuis six mois, avait le ventre et la face interne des cuisses complètement mis à vif par une éruption d'eczéma humide. Après un mois de ce traitement, à raison d'une injection de sérum de deux en deux jours, les plaies ont séché, le poil a repoussé et ce chien n'a plus subi aucune manifestation de cette maladie par la suite.

Pendant le traitement au sérum, je passais chaque jour un peu de teinture d'iode mélangée d'acide acétique (10 gouttes d'acide acétique pour 15 grammes de teinture d'iode) sur les plaies humides et je donnais au chien, chaque matin, quelques gouttes de liqueur de Fowler (6 gouttes le premier jour, 7 gouttes le deuxième jour et ainsi de suite jusqu'à 10 gouttes; ensuite je laissais reposer le chien 2 jours et je recommençais à 6 gouttes). Le chien absorbait volontiers ce médicament dans un verre de lait sucré.

Les pâtées les meilleures sont celles données à la viande cuite sous forme de pot-au-feu bouilli longtemps avec le plus de légumes possible (ne pas craindre de mettre dans la soupe des chiens les épluchures de poireaux, carottes, choux, voire même de salade, cela rend le pot-au-feu plus rafraîchissant et le chien habitué à ce régime ne s'en trouve que mieux)[1].

SON HYGIÈNE

Les soins d'hygiène susceptibles d'éloigner et les maladies de peau et, en général, les autres maladies sont les suivants :

Peigner et brosser les chiens journellement. Pour cela, ôter le collier afin de s'assurer, si l'on a affaire à des chiens à longs poils, que ceux-ci ne se feutrent pas et qu'il n'y a ni irritation, ni envahissement de puces ou de tiques (ces parasites recherchent la chaleur du cou et des oreilles). Enlever, s'il y a lieu, les puces, tiques ou poux à l'aide d'un petit peigne d'acier. Pour éviter la peu ragoûtante corvée d'écraser ces parasites, avoir près de soi un récipient d'eau, additionnée de quelques gouttes d'eau de javel, ou

---

1. Je n'ai pas à parler ici de la rage, qui n'est pas une maladie mais un accident, et pour laquelle on trouve les indications nécessaires sur les feuilles des contributions.

simplement de l'eau bouillante dans laquelle on précipitera la grouillante récolte. Ensuite, laver avec soin l'intérieur des oreilles pour éloigner le fàcheux catarrhe auriculaire. En cas de suppuration des oreilles ajouter dans l'eau de lavage un peu de savon blanc et rincer à l'eau d'alun.

Laver les yeux tous les jours et, s'ils jettent, employer de l'eau de camomille.

Si le bord des paupières semble inflammé ou si le poil tombe, passer une légère couche de pommade à l'oxyde de zinc.

Si le chien est en appartement et couche sur des coussins d'étoffe, ceux-ci devront être recouverts d'une housse qu'on lessivera chaque semaine. Les plus gros chiens qui couchent sur la paille devront avoir leur litière fraîche tous les huit jours.

Réserver aux chiens, dans un endroit dont l'abord leur sera facile, un récipent contenant de l'eau très propre pour leur boisson.

En été les bains seront assez fréquents. En hiver, sauf pour les chiens blancs dont l'éclat du poil fait toute la beauté, les bains ne seront donnés qu'à condition de posséder un endroit chauffé permettant au chien de s'y sécher complètement. Les chiots mal séchés attrapent facilement une broncho-pneumonie ou deviennent des candidats au fàcheux rhumatisme.

La place me manque pour parler des chiens de chenil dans ce petit livre où je m'applique à donner des conseils aux personnes n'ayant qu'un ou deux chiens. La question de chenil et d'élevage demandant à être traitée avec détail, je ne peux que renvoyer ceux de mes lecteurs possédant un chenil au très sérieux ouvrage de M. P. Mégnin : *L'Elevage rationnel des portées*.

SES MISÈRES

Il est charitable d'accorder aux chiens dits de garde une liberté relative en entourant leur niche d'un petit paddock. Ce sera pour eux la récréation après les longues heures passées à l'attache.

Surtout n'oubliez pas de servir très régulièrement la ration de pâtée quotidienne et d'eau fraîche à ces misérables qui n'ont pas, à l'instar de leurs camarades plus favorisés, la possibilité d'aller se rappeler au souvenir d'un maître parfois négligent.

Un supplice, particulier aux chiens d'appartement, est de subir les caprices des enfants gâtés. Des personnes qui prétendent aimer les chiens les laissent tyraniser par les enfants. Pour avoir la paix, pour être débarrassées de bébés énervants, combien de bonnes d'enfants sont ravies de les voir occupés à jouer avec Black, Tom ou Dick. Jouer est un euphé-misme. En réalité Black, Tom ou Dick subit mille souffrances. Le chien, généralement bon, est rempli d'indulgence pour les petites mains qu'il ne considère pas comme des mains ennemies. Il sent que l'enfant l'aime à sa manière. Il se laisse torturer et attend, rési-gné et tendre, la caresse qui viendra sûrement... plus tard. C'est donc aux parents qu'incombe la tâche de faire comprendre à leur progéniture que les animaux ne sont pas d'insensibles joujoux et qu'ils souffrent comme nous souffririons si le même sort nous était infligé. Un danger encore plus grand, un fléau plus difficile à conjurer est la sottise de la plupart des domestiques qui se croient déshonorés parce qu'ils sortent le chien de la maison. Observez l'allure de votre chien à l'approche du ou de la domestique chargé de le soigner; s'il s'aplatit ou fuit, épouvanté, comme s'il redoutait les coups de pieds ou de fouet, c'est qu'il a coutume d'en recevoir. Si, au contraire, le chien s'approche résolument, c'est que la personne qui l'appelle ou vient à lui a su, par sa bonté et ses caresses, le mettre en confiance. Le chien, être de tendresse et de soumission, vous révèlera ainsi ceux qui lui auront témoigné de la haine ou de la bienveillance.

LA REPRODUCTION

Toutes les chiennes bien portantes, saines et bien constituées, subissent la période dite de folie qui vient presque à date certaine, tous les six mois. On ne saurait trop surveiller la chienne pendant les quinze jours environ que dure cet inconvénient : un manque d'attention et vous voilà avec une chienne incommodée, difforme et quelquefois souffrante pendant toute la période de gestation (60 à 63 jours; plus ou moins est toujours une exception). Autre danger : si la saillie a été faite au hasard d'une rencontre, l'étalon, père de la future portée, pouvant être d'une taille supérieure à celle de la chienne, il en résulte des produits d'une grosseur anormale quant à la taille de la femelle et une catastrophe est à prévoir au moment de l'accouchement.

Si l'on a vu l'accouplement il est assez facile d'en conjurer les suites en donnant *immédiatement* à la chienne une injection d'eau bouillie tiède additionnée de deux cuillerées de vinaigre par litre d'eau.

Dans le cas où cette précaution n'aurait pas été prise, il faudrait, ou faire avorter la chienne, ou faire intervenir le vétérinaire au moment de la mise bas. Tout est à tenter pour sauver une bête à laquelle on tient, même l'opération césarienne s'il y a urgence.

Au moment de la folie, les chiennes deviennent moins propres, outre l'inconvénient des gouttes de sang qu'elles sèment un peu partout. Il est prudent de les loger, pendant ces quelques jours, dans une pièce facile à laver et de leur donner des coussins ou des niches faciles à nettoyer. Ces quelques jours passés, la chienne reprend ses habitudes.

Lorsqu'on est décidé à élever une portée, il faut choisir un bon étalon, sain, âgé d'au moins quinze mois. La chienne, elle, ne doit pas avoir moins de douze à quinze mois et doit être en parfait état de santé et pas trop grasse. On la présentera à l'étalon deux fois, du septième au onzième jour, en laissant un jour d'intervalle entre les deux saillies.

Je ne saurais trop recommander aux amateurs de chiens de ne s'entourer que de très beaux sujets de pure race. Je sais que le fait de payer un chien, quelquefois un prix assez élevé, effraie beaucoup de personnes — qui ne songent pas que cette somme est infime à répartir sur le nombre d'années que le chien sera en leur possession. A part ce premier prix d'achat, les frais sont les mêmes pour un chien de pure race ou pour un roquet des rues. On a donc avantage à élever le chien de pure race qui, au point de vue esthétique, satisfait l'amour-propre de son maître et possède les qualités inhérentes à sa race. Si donc vous avez la satisfaction de posséder une chienne de pure race, évitez-lui de se mésallier. L'imprégnation de l'étalon se retrouve, non seulement dans la première portée, mais encore dans les suivantes (en général jusqu'à la troisième).

La période de folie passée, il faut, si la chienne

manifeste les signes de la grossesse, et si l'on tient à conserver ses petits, s'occuper de leur venue. Pour assurer cette bonne venue, nourrissez convenablement la future maman, promenez-la régulièrement, en laisse de préférence si la bête est nerveuse, vive et joueuse; et évitez-lui les mouvements violents. Le moment de la délivrance approche dès que l'on aperçoit une goutte de lait en pressant les mamelles. Une très bonne précaution est alors de laver à l'eau de savon, et de sécher ensuite avec un linge chaud, les mamelles et la naissance de la chienne.

Les maîtres attentionnés prépareront une corbeille assez vaste pour que la chienne et ses petits puissent s'y remuer à l'aise. On remplira cette corbeille de foin ou de fibre de bois très fin (quelques personnes dignes de foi prétendent que la fibre de bois de sapin éloigne les puces). Eviter la paille de blé fraîche, qui est dure et piquante et peut blesser la peau tendre des petits, et la paille d'avoine qui, renfermant des rougets, amène des démangeaisons chez la mère et les enfants.

La chienne bonne mère arrondit elle-même le creux de son nid et, quelques heures avant la naissance des petits, il n'est pas rare de la voir « carder » son foin avec ses dents. Au moment de la mise bas éloignez-vous de la chienne et « laissez agir la nature. » D'instinct, la bête saura faire le nécessaire pour délivrer ses petits, les sécher et leur montrer à têter. Sans gêner la mère, surveillez cependant ces diverses opérations. Un petit peut être mal placé, ou trop fort pour sortir seul de sa prison; la chienne s'épuise alors en vains efforts.

Si la chienne semble molle et paresseuse, aider à la venue de ses petits en lui faisant prendre, toutes les dix minutes, une cuillerée de vin sucré tiède. avec un peu de cannelle. Si les chiots sont trop gros et le passage difficile, donner à la mère une injection d'eau bouillie tiède additionnée de deux cuillerées de glycérine pour un bol d'eau.

Dans le cas où plusieurs heures se seraient écoulées entre les premiers symptômes de l'accouchement et la venue du chiot, ou même entre l'un des chiots et le suivant, n'hésitez pas à faire intervenir le vétérinaire, la vie de la chienne se trouvant alors sérieusement en danger.

L'ÉLEVAGE DES CHIOTS

On donne le nom de chiots à tous les jeunes chiens jusqu'à l'âge de sept à huit mois et même un an. A partir de là le chien est dit adulte. Il faut conserver, si l'on ne veut élever qu'un nombre limité de jeunes, ceux qui sont les plus forts et les plus hardis à monter à l'assaut de leur tétée. Vouloir « quand même » réchapper les faibles en les entourant de soins, ne les empêchera pas de rester des petits ratés. Si la chienne est bonne nourrice elle peut amener à plus d'un mois, sans aucun secours, trois ou quatre chiots, à condition de recevoir trois pâtées par jour et d'avoir de l'eau fraîche à discrétion. Elle se charge de tous les soins de propreté de sa nichée tant qu'elle est à la mamelle.

Les petits ouvrent les yeux à partir du treizième jour, mais ne voient réellement clair que trois ou quatre jours plus tard.

Surveillez la propreté du nid, enlevez les os que la mère pourrait y porter, et surtout empêchez les enfants de la maison d'aller s'amuser avec les petits chiens.

Vers six semaines les petits cherchent à manger

dans la pâtée maternelle. A ce moment s'assurer que le pain en est à l'état de bouillie. Le sevrage commence à s'opérer graduellement et naturellement.

On est souvent étonné de voir des chiennes vomir, et non moins stupéfait de constater que les petits se précipitent pour absorber cette restitution. Si ce spectacle vous est donné ne vous écriez pas : « Oh! les sales bêtes! » et apprenez que la nature prévoyante a permis à l'instinct de la chienne de lui dicter ce geste : les aliments à demi digérés et saturés de suc gastrique sont facilement assimilables pour les jeunes estomacs. Gardez-vous donc de les frustrer de ces premiers repas, transitoires entre la nourriture lactée et la nourriture solide.

Si, par hasard, la mère n'avait pas assez de lait pour élever tous ses petits, il faudrait donner, toutes les deux heures, à ces jeunes affamés, un biberon de lait tiède sucré. (Avoir soin de passer le lait pour le débarrasser des peaux qui pourraient boucher l'orifice de la tétine.) Il est inutile de couper le lait avec de l'eau, le lait de vache étant, par sa composition, moins fort que le lait de la chienne. Lorsque le chiot avance en âge on corse le lait avec un jaune d'œuf. On arrive ainsi jusqu'aux premiers tapiocas.

A partir du jour où les petits voient clair, vers le quinzième ou seizième jour, on peut leur apprendre à boire leur lait dans une assiette peu profonde. Le leur donner dans un bol présente un grand inconvénient parce que le petit chien, voulant boire trop vite, enfonce son nez jusqu'au fond du liquide, qu'il s'étrangle et refuse ensuite, pendant plusieurs jours, la nourriture ainsi présentée.

Petit à petit, les soupes au lait s'épaissiront, grâce

au tapioca, au vermicelle, au riz, au pain. Les pâtées de viande ne doivent commencer qu'à la première dentition, vers le quatrième ou cinquième mois. Si l'élève est de grosse espèce on aidera efficacement à la formation de ses os en lui faisant avaler, tous les matins, une cuillerée d'huile de foie de morue et un peu de viande de cheval hachée très fin.

Ne négligeons pas la mère au moment du sevrage, et, pour faire passer son lait et redonner à ses mamelles leur aspect primitif, soignons-là, comme il suit, pendant une semaine :

1ᵉʳ jour : Donner à jeun une purge à l'huile de ricin et enduire les mamelles de pommade camphrée.

2ᵉ jour : Continuer la pommade camphrée.

3ᵉ jour : Nouvelle purge, et remplacer, pour les frictions aux mamelles, la pommade camphrée par de l'onguent populéum.

4ᵉ jour : Friction à l'onguent populéum.

5ᵉ jour : Troisième et dernière purge, puis enduire tout le ventre de blanc d'Espagne dissout dans du vinaigre. Continuer cet emplâtre pendant trois ou quatre jours et enfin baigner la chienne.

Dans le cas où il resterait du lait dans les mamelles (ce qui se produit rarement quand les chiots ont été retirés prématurément), ne pas employer le blanc d'Espagne et continuer les purges et les frictions à la pommade camphrée tant que le lait subsistera. Le blanc d'Espagne est un astringent qui n'est employé qu'à la fin du traitement pour resserrer les tissus et rendre au ventre de la chienne son aspect primitif. L'application du blanc d'Espagne faite trop tôt pourrait amener de l'inflammation, des abcès ou autres accidents.

LA ROCHE-SUR-YON. — IMPRIMERIE CENTRALE DE L'OUEST

9 782329 565033